AF343347

CAUSES

L'ALTÉRATION DES TISSUS

DANS LA

DÉSINFECTION

PAR L'ÉTUVE A VAPEUR ET PAR L'ACIDE SULFUREUX

MOYENS D'Y REMÉDIER

Par le Docteur A. BARILLE

Pharmacien principal de 1re classe à l'Hôpital militaire Saint-Martin, à Paris.

Extrait du **Répertoire de Pharmacie**

DÉCEMBRE 1904

PARIS

IMPRIMERIE ÉDOUARD DURUY

22, RUE DUSSOUBS, 22

—

1904

CAUSES

D'ALTÉRATION DES TISSUS

DANS LA

DÉSINFECTION

PAR L'ÉTUVE À VAPEUR ET PAR L'ACIDE SULFUREUX

MOYENS D'Y REMÉDIER

Par le Docteur A. BARILLÉ,

Pharmacien principal de 1re classe à l'Hôpital militaire Saint-Martin, à Paris.

Nous nous proposons d'étudier, dans ce travail, les altérations que subissent les tissus soumis à la désinfection par l'action successive du gaz sulfureux et de la chaleur sous pression, ou traités, avant leur passage à l'étuve, par certains sels métalliques employés comme antiseptiques (sulfate de cuivre, sulfate ou chlorure de zinc).

I. Action des vapeurs sulfureuses. — La première idée de cette étude remonte à l'année 1898, époque à laquelle nous fûmes appelé à examiner une enveloppe de paillasse, en toile, complètement détériorée, qui provenait de l'Hôpital militaire de Marseille. Le tissu était jauni par place et avait perdu toute sa résistance. Un échantillon fut incisé et épuisé par l'eau distillée ; dans la liqueur obtenue, qui précipitait abondamment par le chlorure de baryum en présence de l'acide chlorhydrique, nous effectuâmes, par les procédés ordinaires, le dosage de l'acide sulfurique libre et de l'acide sulfurique total. Les résultats obtenus, rapportés à un kilogramme de toile, furent trouvés respectivement de 28gr.03 pour le premier et de 35gr.46 pour le second (supérieurs, par conséquent). Le calcul montre, par suite, que l'échantillon examiné contenait 7gr.43 d'acide sulfurique sous forme de combinaison saline ou organique. Comme conséquence de ces dosages, il y avait tout lieu de supposer que la toile à examiner avait été, au préalable, soumise à la sulfuration, puis passée à l'étuve à désinfection. En présence de la

(1) Communication faite à la Société de Pharmacie de Paris dans sa séance du 9 novembre 1904.

vapeur d'eau sous pression et sous l'influence combinée de la chaleur et de la porosité de la toile, l'acide sulfureux qu'elle avait dû retenir pendant la première partie de l'opération s'était rapidement transformé en acide sulfurique. La production de ce corps suffisait, d'après nous, à expliquer les altérations constatées.

Nos recherches s'arrêtèrent là tout d'abord ; mais, en raison de la faveur dont semble jouir actuellement la désinfection par l'anhydride sulfureux à l'aide de l'appareil Clayton, il nous a paru intéressant de les reprendre. Nous avons répété les dosages précédents sur plusieurs fragments de la même toile qui avait servi à nos premiers essais, et nous avons constaté que, si le taux de l'acide sulfurique *total* était resté invariable, la proportion du même acide *à l'état combiné* avait notablement augmenté, puisque celle de l'acide libre n'était plus que de $1gr.37$, au lieu de $28gr.03$. En même temps, nous remarquions que la friabilité du tissu avait suivi une marche parallèle.

Nous avons alors recherché quel était le terme de cette détérioration provoquée par l'action de l'acide sulfurique sur la cellulose. A cet effet, le tissu ayant été épuisé par l'eau distillée, nous avons caractérisé la présence du glucose dans la liqueur et nous l'avons dosé. Sa proportion, rapportée au kilogramme de toile, a été trouvée égale à $61gr.95$.

Ces résultats nous ayant paru de nature à offrir quelque intérêt, nous avons étendu nos recherches et étudié l'action de l'anhydride sulfureux sur différents tissus d'origine animale et végétale, en faisant usage, pour plus de commodité, d'un gaz lavé, produit directement par un appareil de laboratoire.

Les conditions d'expérience ont été variées : certains tissus ont été soumis seulement à la sulfuration, puis exposés à l'air ; d'autres, après ce premier traitement, ont été maintenus pendant six heures à l'étuve à vapeur sous pression.

Les résultats obtenus dans ces différents cas sont consignés dans le tableau ci-contre.

Les conclusions suivantes ont été tirées de cet exposé :

1° *Différences considérables entre les résultats* obtenus avec la toile provenant de l'Hôpital militaire de Marseille et ceux fournis par les autres tissus expérimentés : ces différences étaient faciles à prévoir, étant donné que, dans le premier cas, la toile avait été exposée au soufroir pendant un temps prolongé et sans ménagements d'aucune sorte, tandis que, dans nos expériences, l'action du gaz sulfureux avait été, au contraire, plus modérée ; la

TISSUS MIS EN EXPÉRIENCE	ÉTAT PHYSIQUE	GLUCOSE	ACIDE SULFUREUX ET SULFITES	ACIDE SULFURIQUE TOTAL	ACIDE SULFURIQUE LIBRE	DEGRÉ D'ALTÉRATION DU TISSU	OBSERVATIONS
Toile de l'Hôpital n° 1	»	»	»	25 gr. 46	25 gr. 03	Altération complète	»
de Marseille n° 2	»	64 gr. 98	»	36 gr. 00	1 gr. 37	id. id.	»
Échantillon de toile n° 1	Humide	»	Néant	45 gr. 96 (a)	»	id. non Altéré	(a) Dosage après 18 heures d'exposition à l'eau
— — n° 2	id.	»	7 gr. 68 (b)	0 gr. 09	»	id. id.	(b) Dosage immédiat
— — n° 3	Sèche	»	»	5 gr. 27 (c)	»	id. id.	(c) Dosage après 48 heures d'exposition à l'air
— — n° 4	Humide	22 gr. 50	»	11 gr. 62 (d)	7 gr. 84	id. complète toile molle	(d) Dosage après séjour à l'étuve
— — n° 5	id.	43 gr. 86	»	»	»	id. id.	id.
Foulard (soie et coton)	id.	»	»	6 gr. 22	0 gr. 65	id. partielle	»
Étoffe de soie	id.	»	»	9 gr. 26	2 gr. 80	id. nulle	»
Flanelle blanche	id.	»	»	10 gr. 60	0 gr. 68	id. et étoffe jaune	Séjour à l'étuve.
Tissu de coton	id.	»	»	17 gr. 07	0 gr. 49	id. peu marquée	id.
Coton hydrophile	id.	4 gr. 44	»	6 gr. 24	2 gr. 00	id. complète	id.
Toile avec sel marin	»	»	»	9 gr. 96	7 gr. 41 (e)	id. id.	(e) Acide chlorhydrique libre.
— carbonatée	»	»	»	16 gr. 22	»	id. nulle	id.
— boratée	»	»	»	14 gr. 60	»	id. nulle	id.

proportion d'acide sulfurique formé devait donc nécessairement être moindre.

2° *Résistance du tissu au gaz sulfureux.* — Cette résistance dépend à la fois de la durée du contact, de l'état d'agrégation et de l'état d'humidité du tissu. Si l'une de ces conditions varie, on observe une variation parallèle de la quantité d'acide sulfurique produit, c'est-à-dire de l'*agent d'altération.* Nos expériences démontrent une fois de plus que les étoffes à fibre d'origine animale sont plus résistantes que celles à fibre d'origine végétale.

3° *Enfin désorganisation plus rapide et plus accentuée* lorsque les tissus, préalablement désinfectés par le soufre, sont soumis ensuite à l'action de la chaleur au moyen des étuves à vapeur ; dans ce cas, la quantité d'acide sulfurique combiné augmente par rapport à celle de l'acide libre.

Tous ces résultats sont, du reste, conformes à la théorie.

Nous avons montré, en effet, que la cause d'altération, dans ces différents cas, devait être attribuée à l'acide sulfurique. Or, les expériences de Kolb, Aimé Girard et G. Witz ont établi que, sous l'influence de cet agent chimique, la cellulose se transforme, d'abord, par hydrolyse, en hydrocellulose, caractérisée, au point de vue physique, par sa grande friabilité, avant de passer, par hydratations successives, à l'état de dextrines et finalement de glucose *d.* Si, chimiquement, nous n'avons pu caractériser le premier de ces produits, nous avons pu, du moins, caractériser le dernier et le doser.

Ainsi, dans la désinfection par l'acide sulfureux, il peut se former, sous l'influence de l'acide sulfurique qui prend naissance, et aux dépens des fibres végétales, des produits plus altérables et plus simples que la cellulose. Ceux-ci seront enlevés aux tissus par des lavages ultérieurs, et ce fait suffit à expliquer la diminution de leur poids et de leur résistance.

II. *Autres causes d'altération des tissus.* — Poursuivant nos recherches, nous avons pu, relativement aux détériorations subies par les tissus pendant la désinfection, constater des résultats d'un intérêt réel. Parmi ces altérations, les unes ont pour cause la présence accidentelle d'un corps susceptible de se décomposer sous l'influence de l'agent désinfectant ; les autres sont la conséquence de l'emploi, comme antiseptiques, de certaines substances chimiques qui restent inaltérées.

Dans le premier groupe de ces substances, nous citerons le sel marin. Si, comme dans les expériences relatées plus haut, l'on

sonmet à l'action des vapeurs sulfureuses une toile imprégnée
de ce sel et qu'on la maintienne ensuite à l'étuve pendant quelques heures, on remarque une altération très sensible du tissu.
Cette expérience n'est, en somme, qu'une réalisation de celle
indiquée par Hargreaves et Robinson (fabrication du sulfate de
soude) et elle donne également de l'acide chlorhydrique agissant
sur la cellulose à la façon de l'acide sulfurique. Le cas que nous
envisageons n'est pas seulement théorique ; il doit se présenter
fréquemment à bord des navires, et les produits formés au
cours des manipulations montrent tous les inconvénients qu'il
peut y avoir à lessiver avec l'eau de mer, même très diluée,
des toiles qui auraient été désinfectées au soufre.

Dans d'autres circonstances, — par exemple, dans un but de
désinfection immédiate, — les tissus, les linges à pansement en
particulier, peuvent, avant leur passage à l'étuve à vapeur sous
pression, être imprégnés de solutions salines métalliques (sulfate de cuivre ou de zinc, chlorure de zinc, etc...). Dans toutes
les expériences faites avec de telles solutions, préparées au
dixième ou au centième, nous avons constaté une perte de résistance des linges proportionnelle à la concentration des liqueurs,
une grande friabilité, une coloration plus ou moins jaunâtre du
tissu, et cela, sans aucune décomposition chimique du sel antiseptique.

Ici encore, il y avait lieu de déterminer les termes de la réac-
tion. A cet effet, les échantillons essayés ont été épuisés par
l'eau ; les liqueurs obtenues ne révèlent la présence d'aucun
acide libre, leur acidité étant due seulement à la nature des sels
employés. Cette constatation a été faite en employant la méthode
indiquée par L. Kiefler ; la recherche des dextrines et du glucose a donné aussi un résultat négatif. Les altérations constatées
doivent être attribuées, non plus à la mise en liberté d'un acide,
mais au sel lui-même, qui a désagrégé les fibres végétales.

(On savait déjà que le chlorure de zinc transforme à chaud la
cellulose en cellulose soluble).

III. Moyens de remédier aux altérations signalées. — Nous
avons montré que les altérations éprouvées par les tissus peuvent avoir une double origine et tenir, soit à la mise en liberté
d'un acide minéral corrosif, soit à la présence de certains sels
métalliques. Dès lors, il est aisé de parer à la première cause de
détérioration : il suffit, pour cela, d'imprégner la toile ou le
tissu à désinfecter, soumis préalablement à l'action des vapeurs
sulfureuses, avec un sel à acide non corrosif, susceptible d'être

déplacé par l'acide sulfurique formé dans les conditions indiquées.

Nous avons choisi, en raison de leur prix minime, les cristaux de soude et le borax, que nous employons à la dose de 50 gr. par kilogramme de linge. Les liqueurs provenant de l'épuisement des échantillons ainsi traités ne contiennent ni acide sulfureux, ni acide sulfurique libre, ces acides s'étant transformés en sels sodiques correspondants.

Aucune substance chimique ne nous paraît susceptible de remédier à la deuxième cause d'altération.

Une désinfection immédiate est cependant souvent utile; dans ce cas, nous préconisons, à la suite de différents essais, l'usage de la solution antiseptique suivante, analogue à celle usitée à l'hôpital Pasteur :

Crésyline	200 gr.
Savon vert	100 gr.
Cristaux de soude	500 gr.
Eau	10 litres.

Au contact de cette solution, les tissus ne subissent aucune altération, ainsi que nous l'avons constaté.

IV. Résumé et conclusions. — Malgré l'action éminemment microbicide de l'acide sulfureux, l'ensemble des faits précédents nous autorise à condamner son emploi dans la désinfection des tissus de lin et de coton. Nous avons montré le danger économique de cette méthode, qui utilise, comme agent désinfectant, un gaz dont la transformation en acide sulfurique n'exige bien souvent que quelques heures, et dont l'action énergique se manifeste dès que le tissu est porté à l'étuve. Avec le temps, cet acide se combine avec la cellulose ou l'hydrolyse, en donnant toute la série de produits altérables ou solubles que nous avons signalés.

V. Pratique d'attente. — En cas d'épidémie, comme on l'a dit, la sulfuration ne pourra être utilisée qu'à la condition de soumettre à des rinçages répétés à l'eau tiède les tissus ainsi traités. Dans tous les cas, pour suppléer à l'insuffisance de ces lavages, il sera nécessaire d'imprégner les linges à désinfecter d'une solution de carbonate ou de borate de soude.

Nous avons encore montré l'action désorganisatrice exercée par certains sels métalliques sur les tissus qui doivent être maintenus à l'étuve à vapeur sous pression. De nos expériences, il résulte que les bains antiseptiques employés doivent être remplacés par une solution à base de crésyline ou d'une substance organique analogue.

D'autres essais ont porté sur d'autres sels, sur le chlorure de calcium en particulier ; les résultats ont été les mêmes.

La conclusion de cette partie de notre travail pourrait donc être résumée dans la formule suivante : Bannir, des méthodes de désinfection, tout sel métallique à acide fort.

18344 — Paris. Imp. Éd. Henry, 22, rue Bonaparte. — 11-1901.